LETTRE

DE L'AUTEUR

DE LA DÉCOUVERTE

DU

MAGNÉTISME ANIMAL;

A L'AUTEUR

DES RÉFLEXIONS PRÉLIMINAIRES.

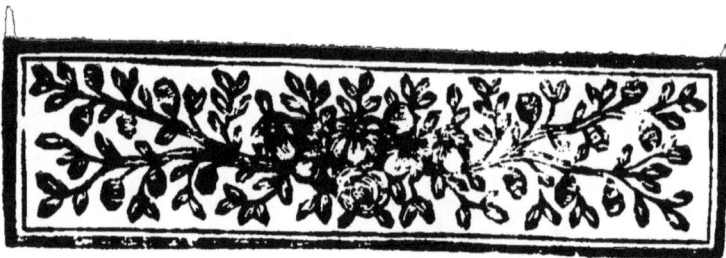

LETTRE

DE L'AUTEUR

DE LA DÉCOUVERTE

DU

MAGNÉTISME ANIMAL,

A L'AUTEUR

DES RÉFLEXIONS PRÉLIMINAIRES,

Pour servir de réponse à un Imprimé ayant pour titre : *Sommes versées entre les mains de* M. MESMER *pour acquérir le droit de publier sa découverte.*

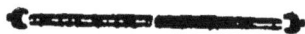

L'ÉCRIT que je viens de lire, Monsieur, & dans lequel vous vous êtes permis de livrer à la publicité une fable injurieuse & sur ma conduite

A

& fur ma fortune, doit être une fuite de ces *Ré-
flexions préliminaires*. Mais, de grace, éclairez
ma raifon, & montrez-moi le fil caché qui lie
deux fyftémes fi contraires.

Auriez-vous l'orgueilleufe prétention de créer,
pour la race préfente & la génération future, une
nouvelle logique, une nouvelle morale, une nouvelle jurifprudence? Cette découverte vaudroit
celle du Magnétifme animal; mais fongez que
l'efprit humain n'eft pas préparé à cette étonnante
révolution, & que les circonftances ne font pas
favorables. Vous avez mal choifi le tems & les
moyens.

On n'eft pas encore difpofé à croire qu'un
projet d'acte foit un engagement, & qu'un engagement figné foit une chimère.

On ne croira pas que cinq ou fix Elèves fou-
levés contre leur Maître, & qui lui doivent pref-
que tous la fanté & leur inftruction *gratuite*,
puiffent le dépouiller légitimement au nom du
Public.

On ne croira pas qu'une fecte échappée de
mon école, foit aujourd'hui le repréfentant légal
& de l'Auteur & de la doctrine, pour l'avilir, &
de la Société qui l'environne, pour la profcrire,
& du monde entier, pour le tromper.

On ne croira pas qu'il foit honnête & jufte de brifer le fceau facré de la confiance, pour divulguer des détails qui feroient encore perfides s'ils étoient vrais.

On ne croira pas qu'il foit décent de joindre l'exagération à l'abus de confiance, & le menfonge à l'infidélité.

On ne croira pas qu'il foit poffible de fe faire un droit de la calomnie, & un titre de l'ingratitude.

Oubliez un inftant votre nouvelle dialectique, & raifonnons encore un quart d'heure comme on raifonnoit hier.

Homme d'efprit, connu par vos bonnes intentions, vous méritez des égards, & je vous les ai témoigné dans plus d'une occafion. Mais vous voilà, à la tête d'une école rebelle, nouveau Profeffeur du Magnétifme : vous répandez, dans un cours public, l'enfeignement que vous avez reçu de moi; vous prétendez affranchir mes Éleves de leurs engagemens; vous formez une nouvelle Société; vous difpofez de ma propriété, & vous dites qu'elle ne m'appartient plus; vous etes l'Auteur du projet de divulguer ma doctrine, une doctrine à la publicité de laquelle j'ai toujours attaché des précautions néceffaires.

Il est possible qu'un desir ardent de manifêster l'heureux talent que vous devez à la Nature, vous ait rendu facile sur les raisons & sur les motifs; mais l'illusion vous est personnelle, & la vérité est à tout le monde.

Pour juger du droit que vous vous arrogez, comment voulez-vous que je vous considere? Seul ou associé à ceux dont vous soutenez la querelle, ce droit, le tenez-vous de vous-meme, ou de ceux qui vous environnent?

Si je ne considere que vous, quelle convention existe-t-il entre vous & moi?

Je presse dans mes mains, en ce moment, l'acte que vous avez signé. Avez-vous oublie les termes dans lesquels il est conçu, & l'engagement qu'il renferme? Voici ce que vous avez signé.

« Nous Soussignés Antoine Mesmer, Docteur
» en Médecine, d'une part, & D'Ep. d'autre
» part, sommes convenus, double entre nous, de
» ce qui suit, savoir.

» Moi Antoine Mesmer, ayant toujours desiré
» de répandre, parmi les personnes honnêtes &
» vertueuses, la doctrine du Magnétisme animal,
» je consens & je m'engage à instruire, dans

» tous les principes qui conſtituent cette doc-
» trine, M. D***, dénommé ci-deſſus, aux con-
» ditions ſuivantes :

» 1.º Il ne pourra former aucun Eleve, tranſ-
» mettre directement ou indirectement, à qui que
» ce puiſſe être, *ni tout, ni la moindre partie*
» *des connoiſſances relatives, ſous quelque point*
» *de vue que ce ſoit*, à la découverte du Magné-
» tiſme animal, ſans un conſentement par écrit
» ſigné de moi.

» 2º. Il ne fera, avec aucun Prince, Gouver-
» nement ou Communauté quelconque, ni négo-
» ciation, ni traité, ni accord d'aucune eſpece
» relatifs au Magnétiſme animal, me réſervant
» expreſſément & primativement cette faculté.

» 3º Il ne pourra, ſans mon conſentement
» exprès & par écrit, établir aucun traitement
» public, ou aſſembler des malades pour les traiter
» en commun par ma méthode, lui permettant
» ſeulement de voir & de traiter des malades en
» particulier & d'une maniere iſolée.

» 4.º Il s'engagera avec moi, par le ſerment
» ſacré de L'HONNEUR *verbal & par écrit, à*
» *ſe conformer rigoureuſement, ſans reſtriction*
» *aucune, aux conditions ci-deſſus, & à ne*

» faire, autorifer, favorifer, directement ou in-
» directement, dans quelque partie du monde
» qu'il habite, aucun établiffement, fans mon
» attache formelle.

» Et moi D***, dénommé ci-deffus, confidé-
» rant que la doctrine du Magnétifme animal eft
» la propriété de M. Mefmer, fon Auteur, &
» qu'il n'appartient qu'à lui de déterminer les
» conditions auxquelles il confent de la propager,
» j'accepte en totalité *les conditions énoncées*
» *au préfent acte*, & j'engage par écrit, comme
» je l'ai fait verbalement, *ma parole d'honneur*
» *la plus facrée*, d'en obferver la teneur de bonne-
» foi, *avec l'exactitude la plus fcrupuleufe*.

» Fait double entre nous librement, fous nos
» feings, avec promeffe de ratifier pardevant No-
» taire, à la premiere requifition d'une des deux
» Parties, aux frais du Requérant. »
A Paris, le 8 Mai 1784. *Signé*, D...

Lifez encore ces mots : *fur ma parole d'hon-*
neur : ces mots font facrés; & telle eft la chaîne
qu'ils vous impofent, qu'aucun motif, aucun prétexte ne peut ni la rompre, ni la foulever.

Ce n'eft pas fur les régles communes à toutes
les Nations que j'entends vous juger, c'eft fur

les régles particulieres à votre Nation. Nation fu-
perbe & délicate, que *l'honneur* feul anime &
gouverne. Eft-il un feul de fes nobles qui encenfe
d'autre idole que *l'honneur*, qui connoiffe d'autre loi que celle de *l'honneur?* En eft-il un feul
qui raifonne pour s'affranchir d'un engagement
d'honneur. En eft-il un feul qui ne foit pret de
facrifier fes biens & fa vie au refpect de fa parole,
fut-elle furprife par la rufe, ou arrachée par la
crainte ?

Généreux Laforce ! quand je te vois au milieu
du maffacre de la Saint-Barthelemy, refufer la
fuite que tes gardes mémes te facilitent, & demeu-
rer, certain de la mort, dans la maifon méme de
ton affaffin, parce que tu avois promis de l'atten-
dre. *J'ai engagé ma foi : je ne la faufferai point.*
C'étoit ta feule réponfe.

Je ne veux que cet exemple, Monfieur ; c'eft
celui qui fe préfente à mon efprit. J'en trouverois
bien d'autres dans votre hiftoire, & vous le favez
mieux que moi.

Vous étes français & gentilhomme : à ces deux
titres vous deviez refpecter la parole *d'honneur*
que vous avez trahie. Les prétextes font vains;
il n'en eft point parmi vous pour parjurer *l'honneur.*

A iv

Ainſi quand vous prouveriez que cette parole *d'honneur* que vous avez violée ; je ne la dois qu'à une tromperie, votre rôle ne ſeroit pas encore celui que vous jouez en public. Vous pourriez ſeulement me vouer à vos mépris ; mais en me mépriſant, il faudroit encore vous reſpecter vous-même, vous retirer, garder le ſilence, & ſur-tout votre promeſſ .

Je veux bien cependant mitiger pour vous cette ſévérité de *l'honneur français*, & raiſonner ſur le prétexte qui vous a fait manquer au vôtre.

Il eſt clair que ce droit que vous vous arrogez de divulguer ma doctrine, ce fauteuil que vous occupez ſi bien dans un Cours public aſſemblé par vous, vous ne le tenez pas de vous-même. J'en trouve au contraire l'interdiction formelle dans l'engagement *d'honneur*, le ſeul que nous ayons contracté enſemble.

Vous tenez donc ce droit de ceux qui vous entourent ; & que vous ont-ils dit qui ait pu vous paroître plus fort que votre parole ?

Ils vous ont dit, qu'avant votre engagement particulier, il en exiſtoit un autre entre mes douze premiers Éleves & moi, par lequel j'avois conſenti à l'entiere publicité de ma doctrine, dès que cent Soufcripteurs auroient dépofé entre mes mains une fon...ne de cent louis chacun : c'étoit fuivant vous une *vente* faite au public de mes connoiffances pour une fomme d'argent. Là-deffus vous mandez mon ancien Caiffier, qui, pour le dire ici eft un des plus zélés fabricateurs de ce nouveau fyftéme : vous lui demandez de vous faire le compte de ma fortune. Cet homme vous dévoile des détails qu'il ne devoit qu'à ma con-fiance ; & fur ce compte auffi *infidele qu'exagéré*, vous opinez que je fuis affez riche, & que ma découverte vous appartient.

Avant que de vous décider auffi légerement, vous deviez faire trois réflexions. La premiere, fur fes Auteurs ; la feconde, fur fes preuves ; la troifieme, fur fes rapports avec vous & avec votre engagement particulier.

A la tête de ceux qui vous ont raconté cette fable, je vois *l'Auteur de ces écrits fi fiers, de ces Lettres fi généreufes, fignées Mefmer.* M. Ber.

Qu'il me foit permi de déclarer en paffant, que je le vois avec quelque plaifir s'avouer publique-ment l'Auteur de plufieurs des écrits que j'ai fignés. On ne me reprochera plus les écarts que mon ignorance de votre langue m'avoit fait adop-ter. S'il a cru m'humilier par cet aveu, il fe trompe. Je n'ai jamais eu de prétentions à la Littérature françaife ; & fi quelque jour il entreprend de publier en Allemagne une découverte fur la fageffe & fur la reconnoiffance, je pourrai lui rendre le même fervice.

Je reviens à mon fujet.

M. B... eft un de ceux, & peut-être le feul qui vous ait fourni cet épifode fur ces prétendus Actionnaires de mes connoiffances.

Comment n'avez-vous pas été frappé des contradictions innombrables que fa conduite, fes difcours & fes écrits fourniffoient contre fa nouvelle rêverie !

Dans quel tems vous a-t-il appris que je n'étois plus propriétaire de ma doctrine ? Depuis trois mois environ, & vous êtes mon Éleve depuis près de deux ans. Or, vous n'aurez point oublié que cet engagement d'honneur dont je parlois tout à l'heure, celui que vous avez violé ; c'eft M. B... lui-même qui vous l'a propofé, préfenté & fait figner. M. B... vous trompoit donc en vous faifant foufcrire l'engagement rigoureux de garder le fecret fans vous inftruire du pact conditionnel qui devoit rompre votre ferment.

Direz-vous que vous en étiez inftruit ? Alors les contradictions vous feroient communes avec

lui. Avez-vous oublié qu'au mois de Décembre
dernier vous étiez encore pénétré de mon droit de
propriété, & de votre promesse? Avez-vous oublié que vous m'avez écrit de Bordeaux pour ob-
tenir la permission d'instruire un de vos amis?
Avez-vous oublié que vous avez sollicité & obtenu
à Paris la même permission, pour pouvoir com-
muniquer encore ma doctrine, selon les circons-
tances, à quelques-uns de vos amis ?

Il faut donc admettre, pour vous-même, pour
l'honneur de votre raison, que M. B... vous a laissé
ignorer cet engagement général qui a précédé,
suivant vous, tous les engagemens individuels; &
cette seule réflexion devoit, ce me semble, vous
rendre au moins attentif sur sa confidence tar-
dive.

Mais votre attention devoit s'augmenter encore
en réfléchissant sur sa conduite & sur sa situation
personnelle vis-à-vis de moi, qui ne diffère, au
surplus, de la vôtre & de celle de vos sectateurs,
que par quelques nuances qui ne sont pas à son
avantage.

N'avez-vous pas lu *ces écrits si fiers, ces lettres
si généreuses* dont ils se proclame l'Auteur? Y
a-t-il une ligne, un mot qui ne tende à la défense
de ma propriété, un mot qui fasse soupçonner

cette convention par laquelle je me ferois con-
ditionnellement dépouillé ?

N'avez-vous pas lu le Mémoire qu'il a fait pour
moi contre M. Delon, dont il a diſtribué une
trentaine d'exemplaires manuſcrits , & que je
n'ai point adopté, puiſque l'Avocat chargé de ma
défenſe en a fait un autre à ma follicitation.

N'avez-vous pas vu, dans ce Mémoire, toute
l'hiſtoir de cette fouſcription ? M. B... la racon-
toit-il alors comme il la raconte aujourd'hui ?
Neſt-ce pas lui qui dit, dans ce Mémoire, qu'un
projet de fouſcription me fut propoſé pour
m'engager à dévoiler ma doctrine aux Eleves
choiſis, & que, d'après le plan qui m'étoit préfenté,
l'inſtruction ne devoit commencer que lorſque
la fouſcription feroit remplie ? Avez-vous vu, dans
ce Mémoire, un feul mot qui pût prêter quelque
idée à la vente conditionnelle de ma propriété ?
N'y avez-vous pas vu, au contraire, qu'en
choiſiſſanc mes premiers Eleves, j'avois foin
d'exiger de tous, de ceux mêmes dont la fidélité
ne m'étoit pas fufpecte, une promeſſe de refpecter
ma propriété ?

Mais, dans ces Écrits fais en mon nom, M.
B.... pourra dire qu'il empruntoit mon langage.
N'avez-vous pas lu fon dernier Ouvrage, fes *con-
fidérations fur le Magnétiſme animal*, imprimé

depuis trois ou quatre mois? c'eſt lui qui parle, & ſans doute aucun motif ne pouvoit l'engager à taire la vérité. Ne dit-il pas lui-même, dans cet Ecrit, ce que je vais dire dans cette première diviſion : (l'exiſtance du Magnétiſme animal)
» exigera quelque attention de la part de mes
» Lecteurs? *n'ayant* ni le *droit*, ni la *volonté*
» de *rendre publique la théorie* de M. *Meſmer*,
» *& ſentant combien, au milieu des préjugés,*
» *que cette théorie doit détruire,* & des intérêts
» particuliers qui maintiennent ces préjugés, il
» *ſeroit en effet imprudent de la publier* avant
» qu'on ait au moins reconnu l'exiſtance de la
» découverte qui lui ſert de baſe, & qu'elle expli-
» que. Je ſuis forcé de choiſir, entre les idées qui
» s'offrent à mon eſprit, *celles-là ſeulement ſur*
» *leſquels le ſilence ne m'eſt pas ordonné. Or,*
» *parmi les idées que je dois taire,* il en eſt
» beaucoup qu'une autre idée ne peut pas ſup-
» pléer. »

De bonne-foi, Monſieur, eſt-ce là le langage d'un homme perſuadé qu'une condition accomplie depuis long-tems l'a rendu propriétaire de ma doctrine?

Vous avouerez, Monſieur, que toutes ces ré-flexions devoient rallentir votre opinion, & rendre votre croyance difficile; &, dans le doute, vous deviez au moins chercher à connoître si cet homme qui s'annonce comme mon Bienfaiteur, mon Protecteur, comme l'Auteur d'une Société qui m'auroit donné dix mille louis en échange de mes connoissances, si cet homme n'étoit pas lui-même lié par un engagement pareil au vôtre.

Vous a-t-il fait lire son engagement? Le voici. La première partie est semblable à celle de votre engagement : celui que prend ensuite M. B.... est conçu en ces termes :

« Et moi N.... de B.... considérant que la doc-
» trine du Magnétisme animal est la propriété
» de M. Mesmer, son Auteur, & qu'il n'appar-
» tient qu'à lui de déterminer les conditions aux-
» quelles il consent de la propager, j'accepte en
» totalité les conditions énoncées au présent
» acte, & j'engage ma parole d'honneur d'en ob-
» server la teneur avec l'exactitude la plus scru-
» puleuse ; & , pour assurer d'autant plus l'action
» de M. Mesmer contre moi, pour l'indemnité
» de cent cinquante mille livres, j'affecte au
» payement tous les biens présens & à venir,
» meubles & immeubles, & me soumets à toutes
» les poursuites contre moi , soit en France, soit
» dans tel autre pays où je pourrois me retirer ;
» renonçant à jamais me prévaloir d'aucun vice

» de forme contre le préfent acte, dont je con-
» nois toute la force & l'autorité ; & me jugeant
» moi-même *infame aux yeux de la Société*, fi
» je pouvois, fous quelque prétexte, en violer
» les conditions; & pour l'exécution des pré-
» fentes conventions, les Parties ont élu domicile,
» favoir, M. Mefmer en fa demeure ordinaire
» rue Coqueron , paroiffe Saint‑Euftache, &
» M. N.... de B.... chez Me ***, auxquels lieux
» elles confentent toutes actions & pourfuites.

» Fait double fous nos feings‑privés, & avec
» promeffe d'en paffer acte de ratification par‑
» devant Notaires à la premiere requifition de
» M. Mefmer. A Paris, le 5 Novembre 1783. »

Signé, MESMER, & de B....

Il faut fans doute fe placer bien au‑delà de
la raifon humaine, pour tenter de concilier avec
un acte privé, fi précis, fi formel, une convention générale qui le rendroit inutile, avec une
promeffe fi facrée de refpecter *toujours* ma propriété, la faculté de m'en dépouiller *dans un
tems prefcrit*. Ce feroit vouloir concilier la liberté avec la fervitude, le bonnet américain avec
les chaînes afiatiques.

Je le demande à tout juge : pourra‑t‑il, quand
je voudrai l'y contraindre, éviter la peine des

cinquante mille écus dont il avoit enchaîné fa fidélité? Pourra-t-il, même fans que je le demande, fe fouftraire à l'*infamie* qu'il a provoquée fur fa tête ?

Vous conviendrez, Monfieur, que d'auffi puiffans motifs devoient vous arrêter tout-à-fait, & vous faire rejetter comme une fable invraifemblable cette prétendue convention en vertu de laquelle j'aurois mis entre les mains de mes douze premiers Eleves la propriété de ma découverte.

Il eft inutile, au furplus, de vous apprendre que tous mes Eleves, fans en excepter un feul, ont figné une convention, finon pareille à celle de M. B...., au moins femblable à la vôtre. Il eft encore plus inutile de vous faire fentir que tous ces engagemens particuliers font bien incompatibles avec une convention générale abfolument contraire.

· Si, dans les Écrits & dans la conduite de M. B..., tout étoit fait pour difcréditer, dans votre efprit, la nouvelle récente, d'une convention jufqu'alors ignorée, d'une convention qui pût rompre tous les liens particuliers qui m'attachent à chacun de mes Eleves, au moins deviez-vous demander la preuve de cette étrange convention.

Et que diront les fiecles futurs, lorfqu'ils apprendront

prendront que, dans un siecle de lumiere, un homme honnête, connu par son esprit & par les talens, a pu se contenter d'un simple projet de souscription, qui, dans tous les cas, lui seroit étranger, pour se croire dégagé de sa parole *d'honneur!*

Vous êtes forcé d'en convenir. Tandis que s'éleve contre vous, un acte sacré signé de votre main, vous n'opposez que de vains raisonnemens sur un projet d'acte que je puis dire avec raison, n'avoir jamais été connu, puisque je ne l'ai point signé, que tous les gens raisonnables diront que je n'ai point approuvé, puisque je ne l'ai pas signé.

Et que diront-ils, les siécles futurs, lorsqu'ils apprendront que ce Jurisconsulte éclairé, forcé par la Loi dont il est le défenseur, de connoître, de respecter les contrats civils, non-seulement a pu se persuader à lui-même qu'un projet informe & sans signature, étoit un acte respectable, mais qu'il a même porté l'aveuglement jusqu'à tenter de le persuader aux autres?

Que devenu l'organe du dépit, de l'orgueil & de l'intérêt, il a harangué pendant deux heures tous mes Eleves assemblés, pour leur prouver qu'ils étoient tous dégagés de leur serment; c'est

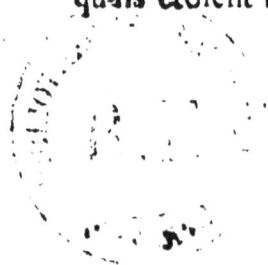

B

à-dire, qu'un engagement d'honneur, bien figné de chacun d'eux, étoit un phantôme, & qu'en vertu d'un projet antérieur de foufcription, tiré de la poufliere qui le tenoit enfeveli ; je n'étois plus maître de difpofer de ma doctrine ; c'eft-à-dire, qu'un écrit fans fignature, étoit un acte'obligatoire. Et vous favez que j'ai en main la preuve de fon inexiftance dans la déclaration du Notaire chez lequel vous annoncez qu'il a été reçu.

Voici cette déclaration.

COPIE d'une Lettre de M. Mefmer, à M. Margantin, Notaire, datée du 5 Mai 1785.

« Faites-moi le plaifir, Monfieur, de me mar-
» quer au jufte ce que c'eft qu'une foumiffion
» qu'on dit avoir été dépofée parmi vos minutes
» par quelques-uns de mes Eleves, relativement
» au Magnétifme animal. Exifte-t-il quelque
» acte de cette efpece dont je n'aurois eu aucune
» connoiffance? Obligez-moi, Monfieur, de me
» marquer, par un mot de Lettre, ce qui peut
» avoir donné lieu à ce que l'on m'en dit, &
» dont jufqu'à préfent je n'ai pu faifir la moindre
» trace.

» J'ai l'honneur d'être, &c. Signé, MESMER. »

COPIE de la Réponse de M. Margantin,
en date du même jour.

« Je ne connois, Monsieur, parmi mes minutes,
« aucun acte obligatoire entre vous & vos Éleves
» pour le Magnétisme animal, & qui soit relatif
» à aucune souscription.

» Il a bien été fait, il y a deux ans au moins,
» des soumissions par plusieurs personnes, d'après
» un prospectus qui m'avoit été laissé, pour avoir
» la connoissance du Magnétisme, de payer cent
» louis lorsqu'il y auroit un nombre de cent Sou-
» missionnaires ; mais tout cela m'a été retiré :
» ces actes, d'ailleurs, étoient sous séings-privés,
» & le prospectus, autant que je puis m'en sou-
» venir, n'avoit aucune forme légale.

J'ai l'honneur d'être, &c. *Signé*, MARGANTIN.

Vous avez osé dire, dans cette assemblée, que
cet acte prétendu étoit devenu un engagement,
parce que, *heureusement*, je l'avois connu, exé-
cuté, invoqué moi-même : vous avez annoncé que
vous aviez de tous ces faits des preuves littérales
& signées de moi, qui paroîtroient un jour.

Ce que vous appellez des preuves littérales, ne
peut être qu'une subtilité de votre part, & une

B ij

maniere adroite d'interpréter ma correspondance, en prêtant à mes expressions une étendue que je n'ai jamais entendu leur donner, & qui, dans toutes les suppositions, ne pourroient annuller les engagemens de mes Eleves.

C'est cependant sur cette base ridicule que vous avez établi contre moi la diffamation la plus cruelle, en présence d'une assemblée respectable.

A la difficulté de vos expressions, dans ce moment, & à l'incohérence de vos idées, n'avez-vous pas senti que la nature n'avoit entendu vous douer de la plus facile élocution, que pour parler le langage de la justice & de la vérité?

Est-ce sans aucune honte qu'à la fin de cette longue diatribe, vous êtes sorti brusquement, en déclarant que vous étiez envoyé pour m'accuser, & non pas pour entendre ma justification, que vous étiez chargé de parler, & non pas d'écouter?

C'est donc moi, Monsieur, que vous appellez aujourd'hui ingrat, intéressé & parjure? Et comment voulez-vous que le Public juge la révolution rapide & violente qui s'est faite dans votre opinion & dans vos sentimens? Espérez-vous que tous les exemplaires des cures faites à Bayonne, soient disparus dans vos notes imprimées dans

ce recueil, où vous me nommez le *bon* Mesmer,
le *vertueux* Mesmer ?

Auteur des Réflexions Préliminaires sur les
Docteurs Modernes, relisez votre Ouvrage, &
vous verrez qu'au mois de Novembre dernier,
vous étiez encore préparé à porter aux pieds
du Trône, & dans le sanctuaire de la Justice,
les témoignages de mon savoir & de ma *vertu*.

Le Public voudra savoir si vous disiez alors la
vérité, ou si vous la dites aujourd'hui : il voudra
savoir lequel de nous deux étoit ou trompeur
ou trompé ; & balancera-t-il dans son jugement,
lorsqu'il ne verra, dans vos mains, pour motif
d'un aussi étrange changement, qu'un projet conditionnel présenté peut-être, mais abandonné,
ignoré de tous mes Eleves, de vous-même jusqu'à
cette époque, évidemment rejeté par moi,
puisqu'il ne porte aucun signe de mon approba-
tion ; mais commode pour de certaines gens,
puisqu'on peut le prétexter pour s'affranchir du
joug importun d'un engagement d'honneur ?

Si l'on vous avoit dit que, dans le tems où
j'étois encore seul, plusieurs personnes désirant
la connoissance du Magnétisme animal, avoient
souscrit chez un Notaire, chacune individuelle-
ment, une mission pécuniaire ; que ce **projet**

avoit été conçu fans ma participation ; qu'il étoit
refté fans exécution; que toutes les foumiſſions
avoient été retirées par ceux qui les avoient
foufcrite ; qu'il n'avoit jamais exiſté entre per-
fonne & moi un acte relatif à la ceſſion de ma
propriété; que fi j'euſſe foupçonné cette intention
à ceux qui m'approchoient, certes ils ne m'auroient vu que de très-loin : fi l'on vous avoit
dit tout cela, on vous auroit dit la vérité.

C'eſt bien vainement, Monſieur, que vous
affocierez l'intérêt public à votre querelle par-
ticuliere. J'ai penſé au Public avant vous : j'y
penſois fans doute, lorſque je combinois dans
le filence les caufes & les effets de la grande
découverte que j'ai développée ; & lorſque vous
vous êtes approché pour la connoître, le bien
public étoit opéré. Déja plus de cent Eleves,
qui tous, quoique vous en difiez, n'avoient pas
contribué à la prétendue foufcription, portoient
dans la Capitale & juſques dans les Provinces les
plus éloignées, les fecours de ma doctrine bienfai-
fante. Aujourd'hui, fans avoir befoin de votre
fecours, je me glorifie de plus de 500 Eleves.
A votre compte, en voilà quatre cents inſtruits
très-gratuitement. Je ne fuis donc pas tout-à-fait
l'homme intéreſſé que vous avez peint avec tant
de violence.

Outre ce nombre confidérable d'Eleves répan-
dus dans le Royaume, je m'honore encore de
plufieurs Sociétés, qui toutes me reconnoiffent
pour leur Fondateur, & pour l'établiffement
defquelles je n'ai confidéré que l'intérêt public.

Au moment même où vous vous êtes élevé
contre moi, ces réglemens adoptés par la Société
de France, ces réglemens que vous avez rejetés,
délioient mes Eleves de la plupart de leurs engagemens, & les autorifoient à répandre la pratique
du Magnétifme animal avec la prudence & les
précautions qui doivent en maintenir la doctrine
intacte & pure. Vous feriez délié vous-même,
& vous auriez toute liberté d'exercer d'une maniere plus honorable le talent dont vous abufez.

Le Magnetifme animal eft donc public autant
qu'il peut l'être, autant qu'il doit l'être; & lorf-
que vous écrivez fur l'étendart de la difcorde:
Publicité, Publicité, vous colorez du prétexte
le plus faux une guerre très-odieufe, puifqu'au
moment même ou vous avez engagé le combat,
j'accordois cette publicité pour laquelle vous
paroiffez combattre.

Vous prétendez me priver de la faculté que
je me fuis conftamment réfervée, d'établir ma

doctrine, chez les Nations étrangeres, parce que, dites-vous, vous l'avez acquise non-feulement pour la France, mais pour l'humanité toute entiere.

Je ne puis le taire, Monfieur; cette prétention me paroit le comble de l'injuftice & de l'aveuglement; & tout homme honnête en portera le même jugement, lorfqu'il jettera les yeux fur vos engagemens, & qu'il y lira que vous n'avez été inftruit, qu'aucun de mes Eleves ne l'a été fans la condition exprefle & préalable, qu'il ne feroit, avec aucun Prince ou Gouvernement étranger, ni traité, ni accord, ni négociations relatifs au Magnétifme animal, me réfervant expreffémenr & privativement cette faculté. Le droit de donner mon bien peut-il appartenir à d'autre qu'a moi?

. Quant aux calculs pécuniaires dont vous avez fatigué une affemblée refpectable, & dont vous avez ofé faire imprimer le réfumé, je me fens trop au-deffus de ces miférables détails, pour y répondre. Je ne daignerai pas même en démontrer la fauffeté évidente.

Comment, après avoir publié vous-même que j'ai refufé du Gouvernement 30000 liv. de rente,

parce que je voulois qu'ils fuſſent une récompenſe
& non pas le prix d'un marché, avez-vous pu
choiſir de ſi petits moyens pour m'entacher du
reproche d'avarice ? tant d'autres témoins dé-
poſent de mon déſintéreſſement, cinq cents Eleves dans la Capitale, douze Ecoles dans les Provinces & votre propre conſcience.

J'aurois d'ailleurs accumulé des millions,
qu'il n'y auroit rien de commun entre les témoignages de la reconnoiſſance des autres &
les preuves de votre ingratitude, entre ma
fortune & votre engagement particulier, entre
la faculté de diſpoſer du fruit de mes travaux
& la violation de votre parole d'honneur; tandis
que cinquante perſonnes eſtimables, liées par
la même promeſſe, en obſervent religieuſement
toutes les conditions. Vous ſeul adoptez l'opinion
contraire; & ſoutenu de cinq ou ſix individus
dont vous n'êtes que l'inſtrument, vous oſez, par
le ſeul motif de la célébrité, dédaigner publi-
quement l'opinion d'une Société de quatre-vingt
perſonnes, dans laquelle vous aviez été admis,
& dont vous auriez dû reſpecter le jugement.
Voilà, Monſieur, ce que je dois vous dire pour
réprimer autant qu'il eſt en moi, & vos excès
à mon égard, & ceux avec leſquels vous & M.
B.... répandez indiſcrètement & ſans choix une

doctrine, qui, selon mes vues, & celles d'une
Société respectable, ne devoit être professée
qu'avec toute la réserve & les précautions d'une
prudence éclairée.

F I N.

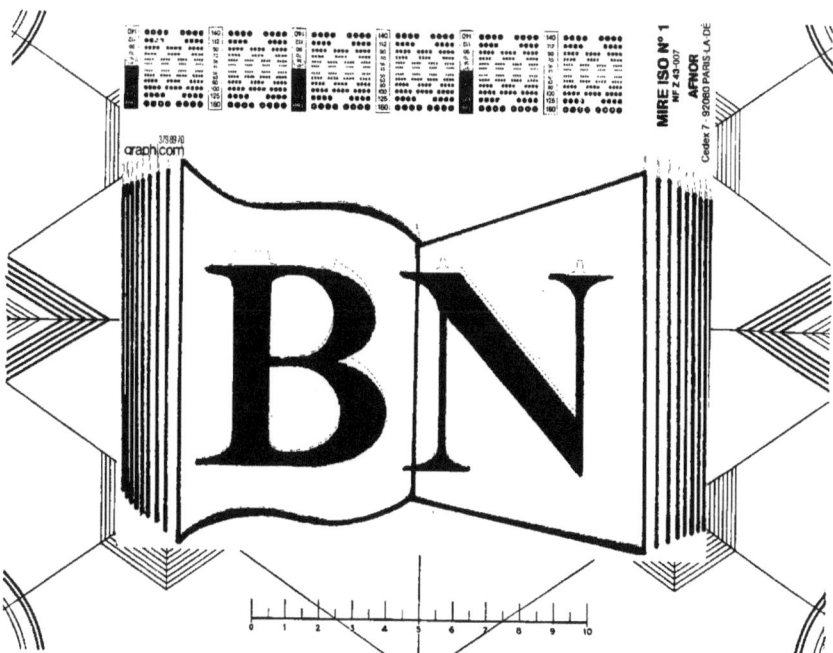